AF363694

A MM. LES MEMBRES

COMPOSANT

LES CONSEILS GÉNÉRAUX

DES DÉPARTEMENS.

NOTICE

SUR L'UTILITÉ DES CONSEILS DE SALUBRITÉ, ET LA NÉCESSITÉ
DE LES CRÉER DANS LES DÉPARTEMENS.

NOTICE

SUR

L'UTILITÉ DES CONSEILS DE SALUBRITÉ,

ET LA NÉCESSITÉ DE LES CRÉER DANS LES DÉPARTEMENS (1).

————

On est porté à croire qu'une institution est utile à fonder lorsqu'on a sous les yeux le modèle d'une institution semblable, et le tableau de tous les avantages qu'elle a procurés pendant un long espace de temps. L'époque à choisir pour la créer est précisément celle où ces avantages peuvent immédiatement se réaliser, où le bien qu'elle peut apporter dans la société naît en quelque sorte des circonstances de l'époque, où enfin les hommes qui doivent exécuter les travaux résultant des attributions de cette institution,

————

(1) Extrait du journal officiel des Commissions sanitaires, publié sous les auspices de M. le Préfet de Police.

sont plus faciles à choisir, parce qu'il y a concur-
rence et parce qu'ils sont animés de plus de zèle et
d'intérêt personnel.

Telles sont les trois conditions qu'on trouvera
précisément réunies aujourd'hui partout où l'autorité voudra créer des *conseils de salubrité*; et en
effet le modèle de l'institution est connu depuis
long-temps en France. On sait tout le bien qu'a
produit le *conseil de salubrité de la ville de Paris
et du département de la Seine* créé en 1802. Visi-
ter tous les ateliers, les manufactures, les fabriques de la capitale, pour faire cesser les causes d'in-
salubrité et y indiquer pour chaque art les procédés
les plus salubres et les plus parfaits; éclairer l'autorité sur les mesures à prendre au sujet de ces
mêmes établissemens, pour concilier leur prospé-
rité avec les lois et les réglemens existans; ré-
soudre les questions soumises journellement au
conseil par les chefs de ces manufactures, dans le
but d'améliorer leur fabrication, ou de leur
éviter des procès avec les propriétés voisines, ou
de les empêcher de se trouver en contravention
avec les ordonnances et arrêts, rendus sur la ma-
tière; constater le nombre des suicides, des noyés,
des asphyxiés dont chaque année la capitale présente l'affligeant spectacle, ainsi que l'amélioration
graduelle, mais variable, de la santé publique, par
la comparaison avec le nombre de personnes at-
teintes de la *syphilis* (maladie vénérienne) (1);

---

(1) En 1800, la capitale offrait une fille malade sur 9, et en 1821,

diminuer ou arrêter les progrès des épidémies (soit qu'elles frappent les hommes ou les animaux), par l'indication de mesures locales ou des remèdes que l'autorité doit prescrire; enfin, veiller constamment sur tous les objets qui ressortent de la salubrité ou de l'hygiène publique; être toujours prêt à donner un avis motivé pour arrêter le mal et indiquer le bien; tel est le rôle aussi utile que désintéressé (1) que les membres du conseil de salubrité de la capitale sont appelés à remplir et qu'ils remplissent depuis trente ans avec autant de zèle que de persévérance.

Trois natures de travaux bien distincts les mettent à même de se tenir toujours au courant des besoins industriels, car c'est principalement pour les satisfaire qu'a été créé le conseil. Les premiers travaux s'exécutent dans les réunions hebdomadaires; là toutes les questions posées, les plaintes, les réclamations s'examinent; un rapporteur choisi parmi les spécialités que présente la réunion du conseil est nommé pour faire une enquête, pour dresser procès-verbal *de commodo* et *incommodo*. C'est alors que le conseil établit, pour chaque na-

---

une sur 51. Ainsi, dans l'espace de 20 ans, cette maladie est devenue, à peu près six fois moins contagieuse, grâce à la création du *dispensaire*, dont les attributions font partie de celles du conseil de salubrité de Paris. Le résultat est d'autant plus remarquable qu'en 1821 le nombre des filles publiques n'avait jamais dépassé 2,960.

(1) A Paris, les fonctions de membre du conseil de salubrité sont en général gratuites.

ture d'affaire, *sa législation*, et une fois cette législation bien établie, il n'a plus qu'à l'appliquer à toutes les affaires, à toutes les questions de la même espèce.

Les seconds travaux, qu'on peut appeler de *direction*, comprennent la rédaction des projets d'*arrêtés*, des *instructions*, des *modèles*, que l'autorité doit publier, et qui, après avoir obtenu la sanction du Préfet de Police, président-né du conseil, sont livrés à l'impression. Ces travaux dérivent immédiatement des seconds; ils présentent le résultat de l'expérience acquise sur une infinité de matières; ils indiquent à l'habitant des villes, aux fabricans, à toutes les classes de la société, ce qu'il y a de mieux à faire dans telles circonstances. Ce sont des manuels que chacun peut consulter et dont la lecture sert à diminuer d'autant les travaux hebdomadaires du conseil.

Les derniers travaux ont pour objet la rédaction des *comptes rendus* à l'autorité de tout ce qui a été fait dans le cours de l'année. C'est ici que le conseil, rapprochant tous les faits isolés, les résultats des diverses expériences, les avantages et les inconvéniens de chaque chose, finit par présenter le tableau des mesures générales à prendre dans l'intérêt du gouvernement, ou celui des particuliers; c'est dans ce tableau qu'il indique les progrès notables que les sciences, les mœurs ou les habitudes font faire à l'hygiène et à la salubrité publiques. Sur cette large route des améliorations, il pose les jallons qu'il faut suivre, et ses avis sont accueillis avec faveur, à cause d'une part de l'indépendance dans laquelle chaque membre se trouve placé, et de l'autre du zèle avec lequel le conseil est accoutumé à plaider la cause de l'humanité.

Nous n'avons pas besoin d'ajouter que ces divers travaux sont exécutés avec une grande supériorité de lumières, car tous les genres de talent sont réunis dans le conseil ; et chaque genre d'affaires y trouve le savant, le médecin, le chimiste, l'industriel ou l'agriculteur, prêt à éclairer la question soumise à la réunion de ces philantropes.

Cette courte analyse des attributions d'un conseil de salubrité, suffit en même temps pour prouver son utilité incontestable.

La seconde condition indiquée plus haut est relative à l'*époque*. Certes il n'est malheureusement que trop prouvé, par la présence du *choléra-morbus*, qu'on ne saurait trop se hâter d'installer de semblables conseils dans les *chefs-lieux de préfectures et de sous-préfectures.* Ils y seront d'une utilité journalière, permanente ; ils feront autant de bien moralement que physiquement ; ils y tranquilliseront l'opinion publique ; ils éclaireront et dirigeront les mesures de l'autorité, etc. (1)

____

(1) Nous n'ignorons pas que, *provisoirement*, les *commissions sanitaires* atteignent à peu près le même but, et qu'on n'a que des éloges à donner au zèle patriotique avec lequel, dans chaque localité, tous les membres qui les composent remplissent leurs fonctions. Mais ces commissions, créées pour les circonstances, cesseront leurs travaux lorsque l'épidémie aura cessé ses ravages. Un grand nombre pourra former le noyau des conseils de salubrité à établir, car il faut profiter de l'élan donné et améliorer l'état hygiénique de la France.

Des malheurs qui nous affligent , on peut tirer la conséquence que les hommes appelés à ces conseils se dévoueront aux intérêts publics.

C'est donc avec raison que le Ministre du commerce a jugé le moment propice pour engager, par sa circulaire du 1er avril, MM. les préfets à établir ces conseils dans les départemens....... Qu'il nous soit permis de nous féliciter d'avoir vu nos vœux exaucés, car depuis l'époque où, mis en contact avec le conseil de salubrité de la ville de Paris, nous publions officiellement ses travaux, nous n'avons cessé de solliciter le Ministre pour qu'il généralisât cette institution. Nos dernières instances étaient consignées dans une lettre du 20 mars. M. le comte d'Argout a jugé d'un coup d'œil qu'il fallait créer ces conseils le plus tôt possible, afin qu'ils *pussent indiquer les mesures d'assainissement les plus urgentes et les dispositions générales qui auraient pour objet d'approprier le service médical aux ressources et aux habitudes du pays* (1).

MM. les préfets, nous n'en doutons pas, vont s'empresser de profiter de l'élan donné. Ils seront d'autant mieux secondés par les conseils généraux, qu'il s'agit ici d'un établissement facile à faire et qui ne coûtera presque aucun frais.

Et en effet, dans chaque chef-lieu de préfecture et de sous-préfecture on trouve au moins

---

(1) Termes de la circulaire ministérielle en date du 1er avril, insérée dans *le Moniteur* du 2 avril 1832.

(9)

Un *médecin* et un *chirurgien* attachés à l'hospice ou professant leur art dans la ville ;

Un *pharmacien*, soit celui de l'hospice, soit tout autre, choisi parmi les plus instruits, et qui est au courant des découvertes faites en chimie ;

Un *industriel* pris parmi les manufacturiers, fabricans ou chefs d'ateliers, habitant la ville ou les environs ;

Un *agronome* ou agriculteur ;

Un *vétérinaire* ;

Un *architecte*, soit celui de la ville ou tout autre.

Voilà déjà un personnel de sept personnes facile à composer, et qui, présidées par M. le Préfet, ou Sous-préfet, ou Maire, peuvent se réunir tous les quinze jours ou au moins tous les mois, et examiner les questions renvoyées par les bureaux de la préfecture ou de la mairie, pour avoir un avis motivé et consciencieux sur les objets qui rentrent dans le domaine de la salubrité et de l'hygiène publiques. Dans ce personnel, il y aurait assez de spécialités pour que chaque question pût être bien traitée par un rapporteur. D'ailleurs, selon les ressources de chaque localité, on peut y adjoindre soit un *chimiste* de profession, soit le *directeur de l'hôpital*, celui de *la prison*, etc., etc.

Telle est la marche qu'on a déjà adoptée dans plusieurs départemens où MM. les Préfets et Maires ont établi des conseils de salubrité ; ils n'ont rencontré aucune difficulté pour former un semblable personnel ; les hommes les plus instruits ont rivalisé de zèle et d'empressement pour en faire partie, et chacun a tenu à l'avantage d'avoir, pour le bien public, des rapports fructueux avec M. le Préfet, avec M. le Maire, et toutes les autorités civiles et militaires du département. Journellement l'examen des questions soumises au conseil, et des plaintes qui y sont portées nécessite et multiplie ces rapports. On conçoit tout le bien qui peut résulter d'une semblable institution. Cela est déjà démontré par le tableau que nous avons fait plus haut des attributions du conseil de salubrité de la ville de Paris et des trois sortes de travaux qu'elles comprennent.

Chaque localité recueillera des avantages analogues, surtout les villes manufacturières. Les fabriques, les ateliers recevront des améliorations tant pour leurs distributions matérielles que pour les procédés des arts qu'on y emploie ; les produits seront par conséquent plus parfaits, obtenus avec plus d'économie, et il y aura moins de frais d'entretien ou de réparation, car il y aura moins d'accidens.

La santé des ouvriers sera mise à l'abri d'une foule de dangers que l'ignorance, la négligence ou les préjugés des chefs d'ateliers laissent exister au milieu de ces hommes presque tous pères de famille ; l'autorité devra veiller avec d'autant plus de sollicitude sur eux qu'elle sait qu'entraînés par le besoin de gagner leur vie, ils ne reculent même pas devant des dangers certains.

Si de ces résultats particuliers, individuels, nous passons à ceux plus généraux qui découleront des travaux de ces mêmes conseils, on admettra avec nous que le nettoiement, l'arrosage et l'assainissement de la ville, le service hygiénique des hôpitaux, des prisons, des salles de spectacle, des écoles communales, des cours publics, etc., seront successivement perfectionnés; que beaucoup d'améliorations même seront sollicitées par les conseils généraux ou municipaux, empressés d'allouer les fonds nécessaires; on admettra encore que de ces travaux, de ces recherches, de ces mesures, naîtront naturellement une foule de matériaux pour rédiger un jour la statistique hygiénique et médicale de plusieurs villes. Ces documens trouveront place à leur tour dans la statistique générale du département.

Que faut-il pour atteindre ce but? il faut d'abord, une fois le personnel du conseil bien choisi, tenir note de tous les faits, les compléter par des rapports, et surtout bien tenir au courant les procès-verbaux des séances. A la fin de l'année, les conseils établis dans les sous-préfectures doivent rédiger, sur un modèle uniforme, le *compte rendu* des travaux de l'année, ou le rapport général; s'attacher à faire ressortir ce qui concerne les localités et ce qui est d'une application générale soit au département, soit à la France entière; enfin adresser une copie de ce rapport au président du conseil établi au chef-lieu. Le secrétaire de ce conseil doit se servir de tous les rapports d'arrondissement pour rédiger le rapport général embrassant toutes les localités, tous les faits, toutes les décisions prises;

pour rapprocher le compte rendu d'une année de celui de l'année précédente, et démontrer ainsi aux classes intéressées le bien immense qu'une pareille institution introduit dans plusieurs branches de l'administration.

C'est ce compte rendu qui, une fois approuvé par M. le Préfet, doit être livré à l'impression. Il sera certainement lu avec empressement par tous les industriels, les agriculteurs, les commerçans, les artistes du département; car il deviendra pour eux un manuel utile à consulter où ils trouveront des solutions à des questions qui les intéressent, des conseils pour les diriger, pour leur éviter des dépenses inutiles, des procès, des pertes de temps, etc.

Qu'il me soit permis de manifester ici le vœu que *deux exemplaires* de ces rapports imprimés soient régulièrement envoyés aux archives du Ministère du commerce et des travaux publics. Ce devrait être une mesure générale et prescrite très-rigoureusement. C'est le seul moyen d'enrichir ces archives, si pauvres de documens statistiques intéressans; c'est le seul moyen de juger chaque département selon ses œuvres, de démontrer l'utilité de telles mesures pour telles localités, de fournir des motifs pour l'appuyer aux députés qui les représentent à Paris, etc., etc. (1)

---

(1)On se plaint quelquefois dans les départemens de ce que la capitale ne rend pas assez de justice aux efforts que font en province les administrations locales, les sociétés savantes, les hommes instruits pour entrer dans la voie des améliorations industrielles et scientifiques. On se fâche même de l'air tant soit peu dédaigneux qu'affectent les Pa-

Que ce soient les conseils municipaux ou les conseils généraux qui suivent l'impulsion donnée par le Ministre, on doit toujours penser qu'aucun obstacle ne peut s'opposer à la création de ces conseils. Ils n'occasionneront, ainsi qu'on l'a déjà dit, presque aucun frais; car d'une part le local sera une des salles de la préfecture ou de la mairie; de l'autre les frais de bureau seront bien minimes, et il n'y aura à vrai dire que deux objets qui demanderont une faible allocation de fonds, pour indemniser les membres qui auraient quelques déplacemens à faire hors du chef-lieu, et pour payer les frais d'impression du rapport général et annuel. Nous pensons même qu'on rentrera dans ces frais en réservant, pour être vendus, un certain nombre d'exemplaires de ces rapports, après toutefois en avoir fait une distribution gratuite aux membres du conseil et aux principales autorités du département.

---

risiens lorsqu'ils traitent ce sujet ; mais il faut avouer que la faute en est due aux départemens eux-mêmes, car ils mettent bien peu d'empressement à faire connaître à la capitale leurs productions littéraires. Nous citerons à l'appui de cette opinion deux faits constans. On sait que dans presque tous les départemens on publie chaque année, soit un *almanach portatif*, soit une *annuaire*, soit une *statistique*. Dans le nombre de ces productions, il y en a de mauvaises, de médiocres, et d'autres qui méritent l'estime des savans ; mais toutes sont utiles, parce que dans toutes il y a des faits qu'on ne peut recueillir que sur les lieux.. Eh bien! pas un seul exemplaire n'existe aux archives, ni à la bibliothèque du Ministre du commerce ; et cependant qui pourrait mettre en doute que la réunion de ces documens ne formât une collection très-utile à consulter pour le publiciste, l'historien, l'administrateur, le bureau même chargé par le ministre de donner tel et

Si depuis que cette mesure est sollicitée auprès de l'autorité, elle avait été prise, il y aurait aujourd'hui plus de dix ans qu'on posséderait pour chaque principale ville de France une espèce de code hygiénique; beaucoup de localités auraient été assainies, et actuellement on combattrait avec plus d'effi-

---

tel renseignement. Si aujourd'hui, par exemple, le ministre voulait contrôler tel chiffre relatif aux populations avec les résultats partiels fournis par les statistiques départementales, il ne le pourrait pas, et pour cet objet, comme pour une infinité d'autres, les élémens lui manqueraient.

Le second fait concerne les travaux des sociétés savantes en général. Presque toutes reçoivent des encouragemens pécuniers des conseils généraux ou du gouvernement. Il est dès-lors bien naturel de penser que deux exemplaires des recueils qu'elles publient sont dûs, l'un aux archives du Ministre du commerce, l'autre à la Bibliothèque royale; il n'en est pas moins constant que dans les archives de la société royale et centrale d'agriculture, établie à Paris, la collection de ces recueils n'est pas complète et qu'on n'en trouve pas un seul à la Bibliothèque royale. Ainsi tel agronome qui voudrait, par exemple, faire sur les *assolemens,* sur les *engrais,* etc., un travail *ex professo,* connaître les expériences de toutes les sociétés d'agriculture établies en France, rechercher l'opinion de la majorité; cet agronome, disons-nous, ne pourrait pas le faire ou ne le ferait que très-imparfaitement; car, lors même qu'il voudrait se mettre en rapport avec tous les secrétaires de ces sociétés, il n'en obtiendrait pas cet ensemble de renseignemens qu'offrirait la collection complète des mémoires recueillis *depuis l'époque où on les fait imprimer.*

La presse départementale devrait donc, pour ses propres intérêts, être moins avare pour la capitale. Il y aurait plus d'échange de lumières, les capacités plus connues pourraient s'énumérer, se classer; tandis que dans l'état actuel des choses, soit par négligence, soit faute de mesures administratives, un assez grand nombre de productions départementales et de travaux utiles sont tout-à-fait perdus pour Paris, centre de civilisation, où devrait venir cependant aboutir le plus grand nombre possible de rayons. Espérons qu'une exception *réclamée* sera faite pour les rapports annuels du conseil de salubrité des départemens, et qu'on pourra les consulter à Paris même.

cacité les progrès du choléra ; car les rapports qui se seraient déjà établis entre ces conseils et le conseil central de Paris, auraient suffi pour qu'avec célérité on eût pris partout les mêmes mesures de précautions, d'assainissement, etc.

Quoi qu'il en soit, on pourra, à dater de ce jour, tirer un grand parti de cette institution. Les grandes questions de salubrité publique seront examinées avec soin par 363 conseils, nombre correspondant à celui des arrondissemens de préfectures et sous-préfectures. Tous pourront donner sur telle mesure proposée par le gouvernement un avis motivé, et de ce choc d'opinions jaillira une vive lumière.

Le zèle des membres composant ces conseils sera toujours stimulé par la nature même de leurs fonctions, puisque toutes les questions renvoyées tantôt par les bureaux de la préfecture, tantôt par ceux de la mairie, toucheront ou aux intérêts du département ou à ceux de la ville. Quoique gratuites, ces fonctions seront donc recherchées, et le public n'a pas à craindre qu'elles ne rapportent que de l'honneur sans profit pour lui. Si, au reste, les travaux devenaient trop fatigans pour le personnel désigné, il serait facile de nommer des adjoints.

Il est à désirer que pour la classification, les détails, l'ensemble et la direction de leurs travaux, les conseils des départemens prennent pour modèle tout ce qui se fait dans le conseil de salubrité de la ville de Paris.

Le même système y a été suivi depuis trente ans que ce conseil existe, et on peut l'étudier parfaitement en consultant l'ouvrage publié sous les aus-

pièces de M. le Préfet de Police, et ayant pour
titre : *Collection des rapports généraux sur les
travaux du conseil de salubrité de la ville de Paris
et du département de la Seine, exécutés depuis l'année 1802, époque de sa création* (1). On y trouvera l'historique du conseil et la biographie de tous
ses membres ; la collection des rapports classés
dans l'ordre chronologique, divisés par chapitres
correspondant chacun à un seul et même objet ;
enfin une table alphabétique de toutes les matières.
Cet ouvrage, demandé par un assez grand nombre
de MM. les Préfets, nous paraît être le meilleur *vade-
mecum* qu'on puisse se procurer. Dans plusieurs départemens chaque conseil d'arrondissement en est
pourvu, et nous savons qu'on se propose d'adopter
la marche qu'il indique.

Nous souhaitons qu'elle se généralise, c'est le
seul moyen de tirer promptement des avantages
réels du dépouillement qu'on aura à faire des
documens fournis par les départemens. Rien ne faci-
lite plus ces dépouillemens et la rédaction des
tableaux de statistique que cette uniformité de
rédaction. On n'a point de temps à perdre pour
étudier la *forme*; le savant, le publiciste chargé
d'extraire la quintescence de tous ces matériaux,
peut de suite s'occuper du *fond*, et son travail ne

____

(1) Ces documens composent un fort volume de plus de 400 pages
et coûtent (franc de port) 8 fr. On le trouve au Bureau central de
la *société polytechnique*, rue Neuve-des-Capucines. N° 13 bis, à
Paris.

présente pas toutes ces lacunes qui déparent les statistiques les mieux rédigées. Supposons un moment les rapports généraux de quatre-vingt-six départemens entre les mains d'un homme habile, et que ces rapports comprennent par exemple une série de dix années, on verra ressortir de son travail une foule de résultats généraux très-curieux, une foule d'observations très-intéressantes, où le gouvernement même aura certainement à puiser les élémens de quelques bonnes lois à faire, desquelles il ne se serait pas occupé si ces travaux préparatoires n'eussent pas démontré l'urgence et l'utilité de ces lois. Voilà où nous désirons vivement qu'on en vienne ; voilà le but à atteindre, voilà le degré de civilisation à ajouter à ceux qui marquent déjà l'ère de 1832.

Nous sommes convaincus que si MM. les Préfets des départemens présentent aux Conseils généraux le tableau des avantages que nous n'avons fait qu'esquisser dans cette notice, la création des *conseils de salubrité* sera assurée et sera générale. Nous en avons pour garans le patriotisme éclairé des Conseils généraux, et l'empressement avec lequel ils accueillent tout ce qui porte avec soi l'empreinte d'une utilité réelle, et se rattache aux intérêts de l'humanité.

Résumé.

Les conseils de salubrité sont d'une utilité indispensable, et l'épidémie du choléra-morbus n'indique que trop que c'est l'époque où il faut les établir. Ils sont principalement nécessaires aux chefs-lieux de préfectures et sous-préfectures des départemens.

Les trois genres de travaux exécutés par le conseil de salubrité de la ville de Paris donnent une idée de la généralité des intérêts qu'ils embrassent et des avantages réels qu'ils peuvent procurer aux villes et aux départemens.

Le Ministre du commerce et des travaux publics a manifesté le désir de les voir s'établir le plus tôt possible.

Dans toutes les localités il sera facile de trouver un personnel pour les former, et cela est déjà fait dans plusieurs départemens.

Les avantages qu'on en recueillera se feront sentir dans diverses branches de l'administration et dans tous les établissemens industriels du département.

Les dépenses occasionées seront très-faibles, et l'on peut rentrer dans une partie par la vente des exemplaires des rapports généraux publiés chaque année.

La direction à donner aux travaux de ces conseils est indiquée très en détail dans la *Collection des rapports géneraux sur les travaux du conseil de salubrité de la ville de Paris et du département de la Seine, exécutés depuis l'année* 1802 *, époque de sa création*, ouvrage qu'un grand nombre de MM. les Préfets a demandé pour le distribuer aux conseils de salubrité de département et d'arrondissement.

Enfin, les conseils généraux et les conseils municipaux ne peuvent que seconder l'élan donné par le gouvernement, puisqu'il s'agit ici d'une mesure qui présente un grand degré d'utilité et à laquelle l'humanité est elle-même intéressée.

DE MOLÉON,

Ancien élève de l'école Polytechnique
chevalier de la Légion-d'Honneur et
de plusieurs ordres étrangers.

Mai 1832.

ÉVERAT, Imprimeur, rue du Cadran, n° 16.